Arpit Sikri
Jyotsana Sikri

Fotografia dentária digital

Arpit Sikri
Jyotsana Sikri

Fotografia dentária digital

Fotografia dentária

ScienciaScripts

Imprint
Any brand names and product names mentioned in this book are subject to trademark, brand or patent protection and are trademarks or registered trademarks of their respective holders. The use of brand names, product names, common names, trade names, product descriptions etc. even without a particular marking in this work is in no way to be construed to mean that such names may be regarded as unrestricted in respect of trademark and brand protection legislation and could thus be used by anyone.

Cover image: www.ingimage.com

This book is a translation from the original published under ISBN 978-3-639-51427-8.

Publisher:
Sciencia Scripts
is a trademark of
Dodo Books Indian Ocean Ltd. and OmniScriptum S.R.L publishing group

120 High Road, East Finchley, London, N2 9ED, United Kingdom
Str. Armeneasca 28/1, office 1, Chisinau MD-2012, Republic of Moldova, Europe
Managing Directors: Ieva Konstantinova, Victoria Ursu
info@omniscriptum.com

Printed at: see last page
ISBN: 978-620-8-41265-4

DIGITAL

FOTOGRAFIA

DENTÁRIA

AUTORES

Dr. Arpit Sikri,

Professor associado e professor de pós-graduação,

Departamento de Prótese Dentária, Coroa e Ponte e Implantologia Oral,

Bhojia Dental College & Hospital, Budh (Baddi),

Teh. Baddi, Distt. Solan, Himachal Pradesh, Índia

Correio eletrónico - arpitsikri@gmail.com

Telefone - +91-7011836989

Dra. Jyotsana Sikri,

Professor associado e professor de pós-graduação,

Departamento de Dentisteria Conservadora e Endodontia,

Bhojia Dental College & Hospital, Budh (Baddi),

Teh. Baddi, Distt. Solan, Himachal Pradesh, Índia

Correio eletrónico - jyotsanasikri@gmail.com

Telefone - +91-9779582255

A fotografia dentária, como qualquer fotografia, é limitada apenas pela imaginação. Pode transformar a medicina dentária de rotina numa fonte de satisfação, permitindo que tanto o médico como o doente apreciem as realizações terapêuticas. Este capítulo tem como objetivo elevar a fotografia dentária a uma forma de arte, especialmente valiosa na medicina dentária estética, ortodontia, periodontia, implantologia e muito mais.

Apesar da complexidade técnica aparente e da tecnologia em rápida evolução, a fotografia dentária não é mais exigente do que os procedimentos dentários normais e produz recompensas significativas. As ideias erradas relativamente à dificuldade são comuns, tal como a hesitação inicial com os computadores. No entanto, com paciência e a seleção correta do equipamento, os benefícios ultrapassam de longe a curva de aprendizagem.

Este livro simplificará os aspectos essenciais da fotografia dentária, desfazendo mitos e barreiras técnicas. A maioria dos principiantes será capaz de começar a captar imagens de qualidade rapidamente, enquanto os utilizadores experientes podem aperfeiçoar as suas capacidades para obter resultados superiores. Ao escolher o equipamento de fotografia dentária, é essencial decidir se este vai ser utilizado como uma ferramenta ou apenas como uma novidade. Se for o primeiro caso, deve ser tão indispensável como qualquer instrumento dentário. O livro tem como objetivo simplificar o jargão técnico e incorporar a fotografia na prática.

Qualidade da imagem vs. utilização pretendida:

Para utilização dentária, a qualidade da imagem é crucial para uma documentação exacta. As opções de gama baixa, como as câmaras compactas ou intra-orais, não têm a resolução necessária para registos médico-legais, ao passo que as DSLR oferecem uma qualidade de imagem suficiente, eliminam os problemas de paralaxe e oferecem uma grande versatilidade. As câmaras de médio e grande formato produzem uma qualidade superior, mas são impraticáveis em ambientes dentários devido ao seu tamanho e complexidade.

Pela acessibilidade, facilidade de utilização e versatilidade, as DSLRs são a melhor escolha para aplicações dentárias.

Caraterísticas ideais de uma imagem intra-oral:

Uma imagem dentária útil requer duas caraterísticas fundamentais: reprodução exacta da cor e resolução suficiente. **A reprodução de cores** garante que as imagens reflictam as cores reais observadas durante o exame, o que é vital para distinguir tecidos saudáveis de tecidos doentes e identificar alterações patológicas (por exemplo, inflamação, lacerações, carcinoma). A cor correta também ajuda na correspondência de cores para compósitos, branqueamento e próteses.

A resolução é crucial para captar os pormenores essenciais para o diagnóstico e o planeamento do tratamento. Os elementos importantes a registar incluem:

- Tecido saudável vs. tecido doente, alterações patológicas
- Textura gengival e queratinização
- Gradientes de cor do dente e detalhes do esmalte (por exemplo, translucidez, fracturas)
- Sinais de atrito, erosão e margens de restauração

Objetivo e consentimento para a fotografia dentária digital:

O principal objetivo da fotografia dentária digital é documentar com precisão o estado clínico da cavidade oral. Os benefícios secundários incluem documentação legal, educação, comunicação, portefólios e marketing - cada um deles melhorando a reputação de uma clínica dentária e os cuidados prestados aos pacientes.

Antes de captar imagens, o consentimento escrito é crucial para garantir a confidencialidade. Enquanto as fotografias intra-orais protegem normalmente a identidade do paciente, as imagens extra-orais ou dento-faciais (por exemplo, rosto inteiro, sorriso) podem revelar pormenores pessoais e exigir um consentimento explícito. É essencial utilizar um formulário de autorização padrão que especifique a utilização pretendida das fotografias, uma vez que os doentes podem hesitar se as imagens se destinarem a fins promocionais e não clínicos.

Documentação dentária: Categorias e importância

As imagens dentárias, tal como as radiografias ou as tomografias computorizadas, fazem parte integrante dos registos dos pacientes e devem ser geridas com o mesmo cuidado. Existem várias opções de armazenamento, tais como impressões, armazenamento digital em discos rígidos, discos, cartões de memória ou sistemas baseados na nuvem. As fotografias impressas são excelentes para a educação dos doentes e discussão de casos, enquanto o armazenamento digital é ideal para arquivo permanente, oferecendo uma recuperação fácil sem limitações de armazenamento físico. Cada clínica pode selecionar o método de armazenamento que melhor se adapta ao seu fluxo de trabalho, quer seja totalmente digital ou em papel.

Principais categorias de documentação dentária

1. **Exame, diagnóstico e planeamento do tratamento:** A fotografia ajuda a captar o estado clínico inicial para um exame minucioso posterior, apoiando um diagnóstico preciso e o planeamento do tratamento. Isto é inestimável para rever a linha de base da saúde oral do doente, registar a patologia e planear intervenções em disciplinas como a ortodontia, a prótese

dentária e a periodontia. Na medicina dentária forense, as fotografias também podem servir como prova crítica, como em casos de abuso infantil.

2. **Progresso e monitorização:** A documentação fotográfica contínua ajuda a monitorizar as alterações durante o tratamento, permitindo que os profissionais acompanhem as melhorias ou identifiquem as áreas que necessitam de mais intervenção.

3. **Resultados do tratamento:** As fotografias pós-tratamento são essenciais para demonstrar os resultados, especialmente no caso de procedimentos estéticos e reconstrutivos, permitindo que tanto os médicos como os pacientes apreciem os resultados.

Em resumo, a documentação dentária através da fotografia é uma parte vital dos cuidados ao paciente, apoiando o diagnóstico, a monitorização e a manutenção de registos, em que uma fotografia incorpora verdadeiramente o ditado "uma imagem vale mais do que mil palavras".

Documentação dentária: Progresso, resultados e comunicação

Progresso e acompanhamento

A documentação fotográfica é fundamental para acompanhar a cicatrização de lesões dos tecidos moles e as fases dos tratamentos dentários, tais como ajustes ortodônticos, saúde periodontal e recuperação cirúrgica. Quando a cicatrização não se processa como esperado, as fotografias permitem uma intervenção atempada, reduzindo o risco de complicações. Por exemplo, as imagens que mostram a cicatrização de tecidos moles após a cirurgia ou a integração de enxertos gengivais ajudam a avaliar o progresso e reforçam o cumprimento das recomendações de higiene ou dieta por parte do paciente.

Resultados do tratamento

Os tratamentos estéticos requerem uma documentação clara para definir expectativas realistas. Os pacientes devem compreender os potenciais resultados e limitações, especialmente para procedimentos subjectivos como as restaurações cosméticas. A documentação contínua estabelece uma linha de base, apoia as escolhas de tratamento e pode servir como defesa legal se os resultados diferirem das expectativas do paciente. Os registos exactos são essenciais para mostrar o que foi inicialmente acordado e as alterações recomendadas.

Comunicação

1. **Educação do paciente**: As imagens oferecem aos pacientes clareza sobre condições como a doença periodontal, possíveis tratamentos e avanços, tornando o consentimento informado mais eficaz. A apresentação visual das opções de tratamento também ajuda os pacientes a tomar decisões informadas e a compreender os possíveis resultados.

2. **Formação do pessoal**: Os membros da equipa beneficiam da visualização dos processos de tratamento, permitindo-lhes responder eficazmente às perguntas dos doentes. As sessões de formação com imagens de protocolos de restauração ajudam o pessoal a apreciar o seu papel no controlo de infecções e na interação com os doentes.

3. **Utilização académica e em publicações**: Para os clínicos no meio académico ou para aqueles que pretendem publicar, a fotografia sistemática é indispensável. Apoia palestras, artigos e livros de alta qualidade,

promovendo tanto os conhecimentos pessoais como a reputação da clínica. As caraterísticas ou artigos dos media locais elevam o perfil da clínica e fomentam a confiança dos pacientes.

4. **Especialistas e encaminhamentos**: Ao encaminhar um doente para um especialista, as imagens de acompanhamento poupam tempo e asseguram a continuidade dos cuidados ao doente, especialmente em casos urgentes, destacando pormenores que apoiam o diagnóstico ou a definição de prioridades de tratamento.

5. **Comunicação do técnico dentário**: Imagens de alta qualidade ajudam os técnicos a corresponder com precisão às expectativas dos pacientes em casos estéticos, facilitando o fabrico eficaz de próteses. A marcação de imagens para realçar as necessidades específicas das próteses - como a cor, o alinhamento, a translucidez e as caracterizações individuais - garante que o técnico tem uma orientação precisa. As fotografias na fase de prova permitem ajustes antes da finalização, reduzindo a insatisfação e os custos associados a refacções.

Essencialmente, a documentação dentária através de imagens é parte integrante dos cuidados ao paciente, da colaboração da equipa e do crescimento profissional, reforçando um compromisso com a qualidade em todos os aspectos da prática dentária.

Criação de um portefólio dentário e de uma estratégia de marketing Carteiras

Um portefólio de prática com estudos de casos clínicos é inestimável, servindo tanto para fins educativos como de marketing. As fotografias clínicas tiradas no consultório oferecem aos pacientes informações sobre tratamentos específicos, assegurando-lhes a capacidade do médico e reforçando a confiança. Ao contrário das imagens de livros didácticos, estas fotografias internas de pacientes tratados com sucesso podem aumentar a credibilidade.

Uma abordagem estruturada à construção do portefólio inclui a documentação de sequências para tratamentos comuns, como coroas ou implantes. Ao longo do tempo, pode ser criada uma biblioteca abrangente para educar os pacientes sobre os benefícios do tratamento, os prazos previstos e as justificações de custos. Além disso, após uma formação adequada, outros membros da equipa, como enfermeiros dentários ou higienistas, podem utilizar o portefólio para apoiar a educação dos pacientes, aumentando ainda mais a eficiência da clínica.

Opções de apresentação do portefólio:

1. **Impressões**: As impressões fotográficas de alta qualidade numa pasta ou num álbum são uma opção tangível e acessível para os pacientes consultarem nas áreas de espera.

2. **Molduras digitais**: Para um toque mais moderno, as molduras digitais podem ser configuradas para apresentar sequências automaticamente, acrescentando interesse visual às salas de espera.

3. **Apresentações de software**: Programas como o Microsoft PowerPoint™ oferecem capacidades avançadas, incluindo texto, animações e som, para criar apresentações atractivas para consultas individuais ou exibição colectiva.

Marketing

A fotografia dentária é também fundamental para o marketing, apoiando estratégias internas e externas. No entanto, é crucial respeitar as normas éticas e profissionais, consultando as diretrizes relevantes e as organizações de indemnização.

Marketing interno

O marketing interno integra imagens nos artigos de papelaria e na mercadoria da clínica para criar uma imagem de marca coerente. Considere a possibilidade de utilizar fotografias de sorrisos ou dentes:

- Papel de carta: Incorporar em papel timbrado, cartões de marcação e cartões de visita.
- **Folhetos e boletins informativos da clínica**: Fotos da clínica, da equipa e dos resultados positivos do tratamento tornam estes materiais mais convidativos e tranquilizadores.
- **Merchandising**: Artigos de marca como escovas de dentes, canetas e sacos podem apresentar o logótipo da clínica, promovendo a funcionalidade e o reconhecimento da marca.

A conceção destes materiais pode ser efectuada através de serviços profissionais ou de software como o Adobe® Creative Suite ou o Microsoft® Word, que oferecem modelos que permitem uma fácil personalização com fotografias e texto.

Marketing externo

Na atual era digital, a presença online é fundamental. Embora os meios de comunicação tradicionais continuem a ter valor, um sítio Web permite-lhe chegar rapidamente a um vasto público. Um sítio Web bem concebido, enriquecido com fotografias clínicas e sequências de tratamento, pode apresentar os seus serviços de forma eficaz e atrair novos pacientes. Trabalhar com um designer profissional garante uma apresentação polida com elementos estratégicos de SEO (Search Engine Optimization), maximizando o alcance do seu site.

Em última análise, um portefólio e uma estratégia de marketing cuidadosamente elaborados, impulsionados por imagens de qualidade, melhoram a educação dos pacientes, aumentam a credibilidade da clínica e reforçam a imagem global da marca da clínica.

Princípios da fotografia digital

Fotografia digital no sector dentário: Abraçando a revolução digital

À medida que avançamos na revolução digital, quase todas as áreas, incluindo a medicina dentária, estão a tornar-se mais digitais. Na fotografia, a transição da película convencional para a imagem digital apresenta inúmeras vantagens que simplificam os processos e melhoram os resultados. Nos consultórios dentários, a fotografia digital melhorou especialmente a comunicação com os pacientes, a documentação de casos e o planeamento de tratamentos.

Mundo digital vs. mundo analógico

O mundo natural é contínuo e analógico - coisas como a cor, o tempo e o som fluem sem interrupção. No entanto, digitalizámos estes elementos por conveniência e controlo, permitindo-nos registá-los e manipulá-los para várias aplicações . Na fotografia digital, podemos captar imagens como dados, facilitando o seu ajuste, armazenamento e partilha.

Benefícios da fotografia digital

A fotografia digital oferece vantagens distintas em relação à película tradicional:

1. **Instantaneidade e conveniência**: As fotografias podem ser visualizadas imediatamente, o que permite a realização de novas fotografias, se necessário.

2. **Flexibilidade para edição**: As imagens podem ser cortadas, ajustadas quanto à luminosidade e corrigidas quanto à cor utilizando software.

3. **Amigo do ambiente**: Ao eliminar a necessidade de químicos para a película, a fotografia digital é mais sustentável do ponto de vista ambiental.

4. **Poupança de custos a longo prazo**: Os suportes de armazenamento reutilizáveis, como os cartões de memória, reduzem as despesas ao longo do tempo.

Estas vantagens simplificam o processo e criam um fluxo de trabalho mais eficiente, permitindo aos médicos gerir facilmente a qualidade e a apresentação da imagem.

Sensores digitais: O núcleo da fotografia digital

A imagem digital baseia-se em sensores de luz, que captam e convertem a luz em sinais eléctricos para formar uma imagem. Os sensores das câmaras digitais funcionam de forma semelhante ao olho humano em vários aspectos:

- **Flexibilidade**: Tal como podemos focar diferentes partes de uma cena, as câmaras digitais permitem a focagem selectiva e o recorte de imagens.

- **Ajustabilidade**: As imagens digitais podem ser ajustadas após a captura em termos de brilho, nitidez ou cor - tal como o nosso cérebro processa e interpreta o que vê.

Por outro lado, a fotografia com película tradicional, ou fotografia química, requer uma configuração muito mais rigorosa, uma vez que há pouco espaço para ajustes pós-captura. Para produzir uma imagem de qualidade, a fotografia com película requer uma calibração precisa das definições da câmara e das condições de processamento. Esta rigidez resulta frequentemente numa maior probabilidade de erro, contrastando com a natureza indulgente dos ajustes digitais.

Fotografia digital na clínica dentária

Em medicina dentária, a fotografia digital é inestimável para captar imagens nítidas e pormenorizadas das condições dentárias dos pacientes, que podem depois ser utilizadas para..:

- **Educação do paciente**: As imagens claras ajudam a explicar os planos de tratamento aos pacientes, dando-lhes uma melhor compreensão dos procedimentos.
- **Documentação de casos**: Imagens consistentes e de alta qualidade permitem registos fiáveis ao longo do tempo, úteis para acompanhar o progresso e documentar os resultados.
- **Planeamento de tratamentos**: As imagens podem ser editadas para uma clareza ideal, facilitando às equipas dentárias a análise e o planeamento de tratamentos complexos com precisão.

A fotografia digital, com a sua facilidade de utilização e flexibilidade tornou-se rapidamente uma ferramenta essencial nos consultórios dentários modernos.

Os princípios fundamentais da fotografia digital podem, de facto, ser simplificados em três processos fundamentais capturados pelo acrónimo CPD: **Captura**, **Processamento** e **Visualização**.

Captura:

- **Noções básicas sobre o sensor de imagem:** As câmaras digitais utilizam semicondutores, principalmente à base de silício, para captar imagens. **Os sensores de imagem** (CCD ou CMOS) são constituídos por vários píxeis que detectam a luz, funcionando como um substituto moderno da emulsão na fotografia com película.

- **Funcionalidade do pixel:** Cada pixel regista o brilho (intensidade da luz) da cena, que inicialmente só pode produzir imagens a preto e branco. Para obter cor, são colocados filtros correspondentes ao vermelho, verde e azul (RGB) sobre os pixéis, permitindo a captura de cor através da mistura aditiva de cores.

- **Tipos de sensores:**

    - **Sensores CCD:** Proporcionam uma elevada qualidade de imagem com um melhor fator de preenchimento (mais área sensível à luz), especialmente nos **CCDs full-frame**, mas requerem um tempo de processamento mais longo.

- **Sensores CMOS:** Mais eficientes em termos energéticos, com tempos de processamento mais rápidos, mas têm factores de preenchimento inferiores e podem sofrer de maior ruído e menor gama dinâmica.

Processamento:

- **Conversão analógica para digital (ADC):** O sensor capta um sinal analógico, que é depois convertido em formato digital através de um conversor A/D. Esta transformação binária (em 0s e 1s) prepara os dados para armazenamento e processamento.
- **Profundidade de cor e gama dinâmica:** A fotografia digital utiliza frequentemente um padrão **de 8 bits** por canal, o que leva a 256 níveis por cor e produz uma imagem de 24 bits com **16,7 milhões de cores possíveis**. Para utilização profissional, é preferível uma **profundidade de 16 bits**, que permite transições mais suaves, especialmente quando se manipulam imagens.

- **Tipos de ficheiros e armazenamento:** Os formatos de ficheiro mais comuns são **RAW, TIFF e JPEG**:
    - o **RAW/TIFF** fornece ficheiros grandes e de alta qualidade, adequados para edição detalhada.
    - o **O JPEG** comprime os dados, sacrificando alguns detalhes, mas tornando os ficheiros geríveis para armazenamento e partilha.

Ecrã:

- **Visualização e compatibilidade dos ficheiros:** Após o processamento, o ficheiro deve ser armazenado num formato compatível com o software de visualização. Os formatos RAW requerem software proprietário para visualização, enquanto os ficheiros JPEG e TIFF são amplamente visualizáveis em todas as plataformas.

Métodos de visualização

1. **Meios electrónicos**:

- **Monitores**: Normalmente utilizados para a visualização inicial de imagens, os tamanhos variam entre 2 e 3,5 polegadas com resoluções de cerca de ¼ milhão a 1 milhão de pixéis. Embora sejam úteis para a composição e o enquadramento, normalmente não têm a resolução necessária para avaliar os pormenores.
- **Monitores e projectores de computador**: Oferecem resoluções variadas, desde 720 × 480 (0,3 megapixéis) a 1.440 × 900 (1,3 megapixéis). Os projectores de alta definição oferecem um máximo de 2 megapixéis (1.920 × 1.080). O texto sublinha que as câmaras de megapixéis mais elevados podem produzir imagens que podem não parecer melhores em monitores de resolução inferior, uma vez que a qualidade é influenciada por vários factores para além da contagem de pixéis.

2. **Considerações sobre a qualidade da imagem**:

- A qualidade da imagem depende não só da contagem de píxeis, mas também de:

- **Poder de resolução da lente**
- **Gama tonal** (profundidade de bits)
- **Gama dinâmica**
- **Formato e tamanho do ficheiro**
- **Hardware da câmara** (como conversores A/D)
- **Software de processamento de imagens** (incluindo interpolação e reprodução de cores)

o Isto significa que duas câmaras com a mesma contagem de megapixéis podem produzir qualidades de imagem muito diferentes.

3. **Importância da alta resolução**:

o Ao ampliar imagens para avaliações pormenorizadas, particularmente em contextos médicos ou clínicos (como a deteção de lesões da mucosa oral), é crucial uma maior contagem de píxeis. É apresentado um exemplo que compara duas imagens obtidas em condições idênticas, mas com diferentes contagens de píxeis. Após a ampliação, a imagem com a maior contagem de píxeis mantém o detalhe, enquanto a imagem com a menor contagem de píxeis fica granulada e sem nitidez.

4. **Meios de comunicação impressos**:

   o As imagens também podem ser apresentadas em impressoras de escritório ou em impressoras profissionais, cada uma com as suas vantagens e desvantagens.

Principais conclusões

- A escolha do sistema de câmara e do método de visualização afecta significativamente a qualidade e a utilidade das imagens, especialmente em áreas profissionais que exigem avaliações detalhadas.
- Compreender a relação entre a contagem de píxeis, a resolução do ecrã e a qualidade da imagem é essencial para a obtenção de imagens eficazes.

Escolher uma câmara

Requisitos da câmara para a medicina dentária

- **Dupla funcionalidade**: Uma câmara deve ser capaz de tirar retratos e imagens macro ou em grande plano de dentes e moldes de estudo.
- **Flexibilidade e versatilidade**: O sistema de câmara deve adaptar-se à evolução das tecnologias e permitir a realização de fotografias criativas.

Tipos de câmaras recomendados

1. **Câmaras Digitais Reflex de Lente Única (DSLR)**:
   - **Escolha ideal**: O texto defende as câmaras DSLR como a opção mais adequada para utilização em medicina dentária devido à sua adaptabilidade e qualidade.
2. **Câmaras intra-orais ou de fibra ótica**:
   - **Objetivo**: Estas câmaras são excelentes para fornecer uma visão geral rápida da cavidade oral, destacando problemas como a inflamação gengival e a cárie.

- **Limitações**: Embora sejam adequadas para apresentação em monitores, não têm a qualidade necessária para documentação ou arquivo permanentes.

3. **Câmara SLR Polaroid Macro 5**:

- **Caraterísticas**: Económica, com exposição automática, focagem automática e flashes incorporados. Oferece várias ampliações pré-definidas, desde o rosto inteiro até dentes específicos.

- **Desvantagens**: Produz imagens de baixa qualidade que não podem ser arquivadas eletronicamente, e o custo da película é elevado devido aos químicos de revelação. A sua importância diminuiu com o advento da fotografia digital.

4. **Impressora Kodak P712 com porta de acoplamento EasyShare**:

- **Descrição**: Uma DSLR económica modificada para utilização dentária, com definições pré-definidas para objectivas, focagem, enquadramento, exposição e flash.
- **Vantagens**: Permite o armazenamento de imagens em computadores e a impressão imediata.
- **Desvantagens**: A distância focal fixa limita a versatilidade, e uma DSLR semi-profissional poderia oferecer melhor funcionalidade pelo mesmo preço.

5. **Câmaras de telémetro (apontar e disparar)**:
    - **Limitações**: Geralmente inadequado para fotografia dentária devido a problemas de paralaxe, que podem resultar na falta de partes de dentes nas imagens finais.
    - **Complicações**: Alguns fabricantes tentaram resolver o problema da paralaxe com acessórios, mas o sucesso é limitado.

Câmaras DSLR (Digital Single Lens Reflex) para fotografia dentária
Vantagens das câmaras DSLR

- **Versatilidade**: As DSLRs são consideradas a opção mais versátil para a fotografia dentária, oferecendo capacidades para várias aplicações, incluindo fotografia macro e de retrato.

- **Eliminação do paralaxe**: Uma vez que o visor, a objetiva e o sensor de imagem partilham o mesmo eixo ótico, o que é visto no visor é exatamente o que é registado na imagem, evitando erros de paralaxe.

Componentes principais de uma DSLR

1. **Corpo da câmara**: aloja o sensor, o visor LCD e o microprocessador.
    - **Visualização de vídeo em direto**: Caraterística comum, mas pode apresentar atrasos em comparação com o visor, dependendo da taxa de atualização.
2. **Lentes intermutáveis**:

- **Objetiva Macro-Teleobjetiva**: Ideal para aplicações dentárias, uma vez que pode ser utilizada tanto para retratos como para grandes planos. Uma verdadeira objetiva macro proporciona uma ampliação de 1:1, o que significa que o tamanho da imagem corresponde ao tamanho real do objeto.

- **Considerações sobre a distância focal**: Varia de 50 mm a 105 mm para objectivas macro-teleobjectivas. A distância focal efectiva pode mudar dependendo do tamanho do sensor, com factores de corte em sensores mais pequenos que aumentam a distância focal efectiva.

Qualidade da lente

- **Importância da qualidade**: Investir numa objetiva de alta qualidade é essencial para captar imagens de alta resolução e minimizar as distorções.

- **Caraterísticas da objetiva**: Procure caraterísticas como contraste elevado, qualidade ótica superior e baixas aberrações (indicadas pelos prefixos "APO" e "ASPH").

- **Focagem manual**: A capacidade de mudar para a focagem manual é benéfica para as configurações dentárias de grande plano.

Especificações a considerar na compra de uma DSLR

1. **Sensor de imagem**: CCD ou CMOS com mais de seis megapixéis (de preferência mais de dez).
2. **Profundidade de bits**: Mínimo de 8 bits/canal; de preferência 16 bits/canal.
3. **Gama dinâmica**: Mínimo de seis f-stops, de preferência mais.
4. **Sistema de redução de poeiras**: Ajuda a evitar a acumulação de partículas no sensor.
5. **Sistema de medição**: TTL multipadrão com prioridade de abertura.
6. **Medição de flash**: Sincronização TTL.
7. **Equilíbrio de brancos**: Opções automáticas e manuais.
8. **Captura Full Frame**: Não é obrigatório se o custo for um problema.
9. **Gama ISO**: ISO mínimo de 100 para baixo ruído.

10. **Formatos de dados**: Suporte para ficheiros RAW, PNG, TIFF e JPEG.

11. **Domínios de cor**: Suporte Adobe RGB e sRGB.

12. **Suportes de armazenamento**: Capacidade interna ou cartões de memória com mais de um gigabyte.

13. **Interface**: Opções de transferência de alta velocidade como FireWire.

Recomendações para a seleção da câmara

- **Variabilidade do mercado**: Dadas as rápidas mudanças na tecnologia das câmaras, é aconselhável visitar os showrooms de retalho para avaliar as opções pessoalmente.

- **DSLRs Profissionais vs. Semi-Profissionais**: Os modelos profissionais topo de gama podem ter caraterísticas adicionais que não são essenciais para a medicina dentária.

- **Seleção da objetiva**: A escolha de uma objetiva macro-teleobjetiva própria de elevada qualidade ótica é aconselhável para uma utilização a longo prazo, garantindo a compatibilidade com futuros corpos de câmara.

Câmaras DSLR na fotografia dentária

- **Versatilidade**: As DSLRs são reconhecidas pela sua versatilidade na fotografia dentária devido a caraterísticas como a visualização e medição TTL (através da objetiva).

- **Eliminação do paralaxe**: As DSLRs eliminam o paralaxe assegurando que o visor, a objetiva e o sensor de imagem partilham o mesmo eixo ótico, resultando num enquadramento e focagem precisos.

- **Componentes**:

    - **Corpo da câmara**: aloja o sensor, o visor LCD e o microprocessador.

    - **Objectivas intermutáveis**: Podem ser utilizadas diferentes objectivas, dependendo da aplicação fotográfica (macro, retrato, etc.). Para a fotografia dentária, recomenda-se uma objetiva macro-teleobjetiva para retratos e grandes planos.

Principais caraterísticas das lentes

- **Lentes macro verdadeiras**: Uma verdadeira objetiva macro proporciona uma ampliação de 1:1, o que significa que a imagem tem o mesmo tamanho que o objeto. Muitas objectivas marcadas como "macro" podem não cumprir este padrão.
- **Distância focal**: As distâncias focais variam normalmente entre 50 mm e 105 mm, consoante o tipo de lente e o fabricante.
- **Considerações sobre a qualidade**: As lentes de alta qualidade são cruciais para obter imagens de alta resolução. Procure lentes com caraterísticas como alto contraste e baixas aberrações cromáticas/esféricas.

Considerações sobre a qualidade da imagem

Factores de perceção

1. **Ampliação**: Afecta a forma como os detalhes são percebidos.

2. **Detalhes do objeto**: Depende da iluminação e da qualidade da objetiva.

3. **Olho treinado**: Os profissionais têm uma melhor capacidade de discernir os pormenores do que os leigos.

4. **Acuidade visual**: A perceção da nitidez pode deteriorar-se com a idade.

5. **Perceção psicológica**: Influenciada por factores pessoais e ambientais.

6. **Círculo de confusão**: A desfocagem produzida por uma lente, afectando a nitidez percebida.

7. **Distância de visualização**: Afecta o tamanho do círculo de confusão necessário para a nitidez.

8. **Visualização de meios**: Diferentes suportes podem alterar o aspeto de uma imagem.

Factores práticos

- **Megapixels vs. Qualidade**: O número de pixéis não equivale à qualidade da imagem; determina principalmente o tamanho da imagem.

- **Ótica e hardware**: A qualidade da objetiva e o tipo de sensor (CCD vs. CMOS) são fundamentais para a qualidade da imagem. Os sensores CCD normalmente oferecem melhor qualidade devido à maior profundidade de bits e alcance dinâmico.

- **Processamento**: A qualidade da imagem pode ser degradada durante o processamento; a captura em formato RAW ajuda a preservar os detalhes.

- **Ecrã**: A qualidade final percebida depende do método de visualização (monitor, qualidade de impressão, etc.) e da sua calibração.

Acessórios fotográficos

- **Suportes de câmara**: Os tripés são essenciais para estabilizar a câmara, assegurar um enquadramento e uma focagem precisos e facilitar a esterilidade em ambientes clínicos. Estão disponíveis vários suportes de câmara compactos para espaços limitados.

- **Montagem de flash**: Os flashes podem ser montados em suportes para uma melhor iluminação, melhorando a qualidade das imagens.
- **Palcos mecânicos**: Pode ser utilizado um estágio mecânico graduado para focagem precisa e escalas de reprodução, minimizando o contacto com as lentes.
- **Suportes de cópia**: Necessários para fotografar radiografias, assegurando uma iluminação e um posicionamento uniformes.
- **Cabos de libertação remota**: Essencial para o controlo de infecções cruzadas durante a fotografia cirúrgica.
- **Cartões cinzentos**: Úteis para análise de sombras e calibração do equilíbrio de brancos.

Fundos

- **Objetivo**: Os cenários ajudam a isolar e a concentrar a atenção no objeto. Os ambientes intra-orais servem frequentemente como cenários naturais.

- **Tipos**: Os fundos simples, como cartões coloridos ou tecidos, podem separar eficazmente os motivos. Evite fundos complexos ou que provoquem distração.
- **Fotografia de laboratório dentário**: Utilize cenários para bloquear a confusão e os objectos estranhos.

Armamento dentário

- **Retractores de bochecha**: Disponíveis em variedades unilaterais e bilaterais; as versões de plástico são preferidas para maior conforto.
- **Espelhos fotográficos**: Necessários para captar diferentes pontos de vista; devem ser revestidos à frente para evitar imagens duplas.
- **Artigos adicionais**: Os rolos de algodão, os ejectores de saliva, os diques de borracha e as seringas de ar quente são essenciais para controlar a humidade e garantir um campo limpo durante a fotografia.

Preparação para a fotografia

- **Limpeza**: Remover a placa bacteriana e as partículas de alimentos antes das sessões e evitar a condensação nos espelhos através de métodos de aquecimento ou secagem.
- **Controlo de hemorragias**: Utilizar cordas de retração embebidas em agentes hemostáticos para controlar a hemorragia durante os procedimentos.

1. A essência da fotografia

- A fotografia transforma a luz numa experiência visual que inclui cor, espaço e tempo.
- A luz é um elemento central tanto na fotografia como na perceção humana.

2. Componentes da experiência visual

- **Cor**: Definida como uma entidade tridimensional que inclui matiz, valor e croma.

- **Espaço**: Representa a profundidade, a transparência, o tamanho, a forma e a textura.

- **Tempo**: Indica movimento, vitalidade e flutuação, contribuindo para uma experiência visual dinâmica.

3. Propriedades da luz

- **Espectro eletromagnético**: A luz faz parte do espetro eletromagnético, com uma gama visível de 380 nm (violeta) a 780 nm (vermelho).

- **Interação de cores**: A cor percebida de um objeto resulta dos comprimentos de onda que reflecte; por exemplo, um tomate vermelho reflecte luz vermelha enquanto absorve outras cores.

4. Fontes de luz para fotografia

- A fotografia ideal requer uma fonte de luz de espetro contínuo (por exemplo, luz natural, lâmpadas de tungsténio).

- Podem ser utilizadas fontes de luz descontínuas (por exemplo, tubos de flash electrónicos), mas podem não misturar as cores de forma homogénea.

5. Escala de cinzentos e temperatura da cor

- **Escala de cinzentos**: Representa uma experiência visual monocromática centrada nos valores (claridade e escuridão).
- **Temperatura de cor**: Medida em Kelvin (K), que indica a qualidade da luz. Uma temperatura mais baixa representa uma luz quente, enquanto uma temperatura mais elevada indica uma luz fria.

6. Tipos de fontes de luz

- **Luz natural do dia**: Temperatura de cor de aproximadamente 6.540 K; útil para a correspondência de tonalidades, mas variável devido às condições climatéricas.
- **Flash eletrónico**: Disponível nos tipos compacto e de estúdio, corrigido para uma temperatura de cor de 5.500 K para resultados fotográficos ideais.

7. Tipos de flash eletrónico

- **Flashes de anel**: Proporcionam uma iluminação uniforme mas podem produzir imagens planas com falta de detalhes.
- **Flashes unidireccionais**: Criam sombras e realces, melhorando a aparência tridimensional dos dentes e gengivas. Ideal para captar nuances em dentes anteriores e orientar ceramistas.

1. Desafio de fotografar superfícies reflectoras

- **Natureza reflexiva do esmalte**: A fotografia dentária requer a captação da superfície reflectora do esmalte, revelando ao mesmo tempo a dentina por baixo.
- **Halação**: Esta halação indesejada ocorre quando a luz se reflecte na superfície do esmalte, criando um "ponto quente" que obscurece os detalhes por baixo.

2. Utilização do ângulo de incidência

- **Princípio do ângulo de incidência**: Para atenuar a halação, recomenda-se uma configuração de iluminação bilateral. Duas fontes de luz são posicionadas em ângulos de 45° em relação à câmara.

- **Cancelamento de reflexos**: Com esta configuração, o ângulo de incidência de um flash é igual ao ângulo de reflexão do flash oposto, cancelando efetivamente os reflexos e permitindo imagens mais nítidas da dentina ou das camadas de cerâmica.

3. Escolher os flashes electrónicos certos

- **Compatibilidade**: Os flashes electrónicos são normalmente específicos para uma determinada câmara DSLR e podem não ser intercambiáveis com outras marcas.

- **Opções amovíveis e sem fios**: É vantajoso ter flashes destacáveis, especialmente para imagens extra-orais num laboratório dentário. Os flashes de terceiros, como os da Metz, podem ser adaptados para utilização com diferentes marcas de câmaras.

4. Tipos de fontes de iluminação

- **Iluminação de tungsténio**:
  - Temperatura de cor: 3.400 K (luz mais quente e avermelhada).
  - Vantagens: Económica e eficaz para fotografia em interiores, especialmente para moldes de gesso.
  - Desvantagens: Gera calor excessivo, tornando-o impraticável para uso clínico.
- **Luz do dia fotográfica contínua**:
  - As lâmpadas HMI fornecem luz constante a 5.500 K.
  - Vantagens: Oferece uma saída consistente semelhante à dos flashes electrónicos e é benéfica para a visualização em tempo real (WYSIWYG).
  - Desvantagens: O custo elevado limita a sua acessibilidade para a fotografia dentária.
- **Iluminação LED**:

- Vantagens: Temperatura de cor constante de 5.500 K e capacidade WYSIWYG.
- Desvantagens: A baixa intensidade pode exigir grandes aberturas ou velocidades de obturação alargadas, conduzindo a uma profundidade de campo reduzida ou a imagens desfocadas. Além disso, as pilhas volumosas podem ser incómodas.

- **Iluminação UV**:
  - Útil para visualizar a fluorescência intrínseca em dentes naturais e identificar imperfeições em restaurações de cerâmica.
  - É necessário ter cuidado devido aos potenciais riscos para os olhos; todo o pessoal deve usar óculos de proteção UV.

1. Compreender os tipos de iluminação

- **Iluminação uniforme**: Proporciona uma cobertura de 360°, normalmente obtida com flashes de anel electrónicos.

- **Iluminação direcional**: Foca a luz em áreas específicas, adequada para captar detalhes como margens de dentes ou estratos de dentina.

2. Métodos de modificação das fontes de luz

Para adaptar a iluminação às necessidades da sessão fotográfica, podem ser utilizados diferentes métodos:

A. Tipos de modificação da luz

1. **Luz nua**:
   - Saída dura e não modificada, utilizada principalmente para imagens de alto contraste para realçar a textura e o brilho do esmalte e da porcelana.
2. **Bloqueio de luz**:
   - Utilizar um cartão para eliminar a luz de áreas específicas, criando sombras para um efeito mais tridimensional. Isto é particularmente útil numa configuração de flash duplo bi-lateral.
3. **Difusão**:

o Colocação de materiais (como tecido ou Perspex) em frente à fonte de luz para suavizar e reduzir a saída. Os difusores maiores resultam numa luz mais suave, ideal para imagens subtis com menos contraste.

4. **Reflexão**:

o Utilização de cartões reflectores para redirecionar a luz. Isto ajuda a eliminar destaques indesejados e pode melhorar a documentação da tonalidade e das caraterísticas da dentina. Os reflectores feitos à medida podem ser muito úteis num laboratório dentário.

B. Reflectores coloridos

- **Superfícies brilhantes vs. superfícies mate**:

o As superfícies brilhantes criam reflexos especulares, enquanto as superfícies mate produzem reflexos coloridos que podem influenciar o equilíbrio geral da cor de uma imagem.

- o É aconselhável ter cuidado, pois os reflexos de superfícies coloridas podem introduzir tonalidades de cor indesejadas.

3. Tipos de reflectores

- **Reflectores de espelho**: Produzem uma saída especular semelhante a superfícies brilhantes.
- **Reflectores prateados**: Criam uma saída brilhante, aumentando a temperatura global da cor, mas podem difundir a luz se forem ásperos.
- **Reflectores dourados**: Oferecem uma temperatura de cor mais quente para um efeito subtil.
- **Reflectores brancos**: Proporcionam o reflexo mais suave e difuso, reduzindo as sombras sem sobrecarregar a imagem.
- **Reflectores cinzentos**: Absorvem mais luz do que reflectem, úteis para a calibragem da exposição e, ocasionalmente, para a redução de sombras.

4. Factores que influenciam a modificação da luz

- **Potência de saída**: Alguns flashes permitem ajustes na intensidade de saída, proporcionando mais flexibilidade nas configurações de estúdio.

- **Distância entre o flash e o objeto**: A lei do inverso do quadrado se aplica, indicando que dobrar a distância da fonte de luz diminui a intensidade da luz em quatro vezes. São necessários ajustes de exposição apropriados quando a distância muda, particularmente quando se utilizam espelhos para imagens intra-orais.

5. Acessórios ópticos

- **Lentes de aumento**: Podem focar feixes de luz para uma cobertura precisa.

- **Cabos de fibra ótica**: Útil para iluminar áreas difíceis de alcançar e transiluminar restaurações de cerâmica, revelando camadas e imperfeições.

Principais considerações sobre a configuração da fotografia dentária

1. **Profundidade de campo (DoF):**

   - **Definição:** Refere-se ao intervalo de distância numa fotografia que parece aceitavelmente nítida.
   - **Importância:** Essencial para fotografia de grande plano em odontologia, onde o DoF é tipicamente pequeno. Para retratos, o rácio é normalmente de 1/3 à frente e 2/3 atrás do ponto de focagem. Na fotografia de grande plano, é frequentemente 50/50.
   - **Definições de abertura:**
     - Aberturas mais amplas (por exemplo, f/4) resultam num DoF pouco profundo.
     - Aberturas mais pequenas (por exemplo, f/22) melhoram o DoF, tornando mais nítida a imagem. No entanto, a utilização de aberturas inferiores a f/22 pode levar à difração, reduzindo a qualidade da imagem.

2. **Exposição:**

- **Componentes**: Conseguir uma exposição correta envolve o equilíbrio entre a abertura da lente e a velocidade do obturador.
  - **Abertura**: Controla a intensidade da luz, medida em f-stops (números maiores = aberturas mais pequenas).
  - **Velocidade do obturador**: Determina quanto tempo o sensor é exposto à luz, expresso em segundos ou fracções (por exemplo, 1/125s).
- **Recomendações**:
  - Utilize uma abertura pequena (f/22) para obter um DoF adequado.
  - Assegurar uma velocidade de obturação rápida (pelo menos 1/125s) para evitar desfocagem devido ao movimento do doente ou à vibração da câmara, especialmente em condições de iluminação contínua.

- Ao utilizar flashes electrónicos, é crucial sincronizar a velocidade do obturador com a saída do flash (normalmente entre 1/60s e 1/250s).

3. **Calibração do equilíbrio de brancos**:

   o Um equilíbrio de brancos correto garante uma representação precisa das cores. Pode ser frequentemente ajustado na câmara ou através de software de pós-processamento.

4. **Considerações práticas**:

   o **Funcionalidade de visualização em direto**: Algumas câmaras topo de gama permitem uma pré-visualização da imagem em direto, ajudando a verificar a focagem e a exposição antes de tirar a fotografia. No entanto, tenha em atenção o potencial movimento entre a pré-visualização e a captura.

   o **Desafios da fotografia macro**: À medida que a câmara se aproxima do motivo, as necessidades de exposição aumentam. O ajuste da exposição pode envolver:

- Aumentar a abertura (o que pode não ser prático devido a questões de DoF).
- Aumentar a velocidade do obturador (o que pode introduzir desfocagem).
- Ajustar o ISO (que pode reduzir a qualidade da imagem).
- Aumentar a iluminação (a solução mais prática).

- Recomenda-se a realização de disparos de teste para afinar as definições e obter resultados consistentes.

Histograma

- **Definição**: Um histograma é uma representação gráfica dos valores tonais e da exposição de uma imagem, mostrando a gama tonal das áreas mais claras às mais escuras.
- **Funções**:

- **Avaliação da exposição**: Indica se uma imagem está subexposta (picos à esquerda) ou sobreexposta (picos à direita).
- **Alcance dinâmico (DR)**: A diferença de brilho entre as partes mais escuras e mais claras de uma imagem. O olho humano tem um DR de 10, as câmaras digitais topo de gama têm 11 e os suportes de impressão variam entre 3 e 5.

- **Distribuição**: Idealmente, os picos devem ser distribuídos uniformemente à volta do ponto médio. As imagens sub-expostas têm picos agrupados à esquerda, enquanto as imagens sobre-expostas têm picos à direita.

- **Considerações sobre ajustes**: Pequenos ajustes no software de edição de fotos são aceitáveis, mas grandes correcções podem distorcer a reprodução de cores. É preferível ajustar os factores de exposição antes de captar a imagem.

Espaços de cor

- **Definição**: Os espaços de cor ilustram os modelos de cor e a sua gama (gamut). A gama descreve a gama de cores que um dispositivo pode produzir ou registar.

- **Espaços de cor comum**:

  - **Adobe RGB**: Gama maior do que a maioria dos monitores, contém muitas cores que não podem ser impressas.

  - **sRGB**: Gama mais pequena, corresponde à média dos monitores de computador, adequada para câmaras digitais e apresentações.

- **Aplicação**: Tanto o Adobe RGB como o sRGB são aceitáveis para aplicações dentárias, sendo que o Adobe RGB oferece uma maior latitude.

Equilíbrio de brancos

- **Definição**: O equilíbrio de brancos garante que as cores parecem naturais em diferentes condições de iluminação, compensando as variações de temperatura da cor.

- **Métodos de calibração**:

- **Balanço de brancos automático (AWB)**: Adequado para a maioria das situações, mas pode ser impreciso em condições de iluminação mista.
- **Ajuste manual**: Os utilizadores podem selecionar definições específicas de temperatura da cor com base na sua configuração de iluminação.
- **Utilizar um cartão cinzento**: O método mais exato. Um cartão cinzento de densidade neutra (18%) é fotografado ao lado do motivo para definir uma referência para o equilíbrio de brancos correto.

- **Processo de calibração**:

1. Fotografar o cartão cinzento com a mesma iluminação.
2. Utilize um software (como o Adobe Photoshop) para selecionar a ferramenta "Neutral Picker" no cartão cinzento para ajustar a reprodução de cores da imagem.

3. Guarde a definição para utilização futura, permitindo ajustes rápidos para imagens subsequentes tiradas nas mesmas condições.

Definições da câmara para fotografia dentária

1. **Concentração**:
   - **A focagem automática** é preferível para utilização geral.
   - Mude para a **focagem manual** para áreas pormenorizadas, tais como lesões de tecidos moles.
2. **Modo de medição**:
   - Utilize o modo **de Prioridade à abertura** para um melhor controlo da exposição.
3. **Tipo de medição**:
   - Escolha a **medição matricial** ou **ponderada ao centro**, se disponível.
4. **Abertura**:

- Defina para **f/22** para uma maior profundidade de campo.

5. **Velocidade do obturador com flashes electrónicos**:

- A câmara sincroniza automaticamente a velocidade do obturador, que normalmente varia **entre 1/60 e 1/250 s**.

6. **Velocidade do obturador com luz contínua**:

- Certifique-se de que a velocidade do obturador é de **1/125 s** ou mais rápida para evitar a desfocagem. Aumente a intensidade da luz, se necessário.

7. **Definição ISO**:

- Defina para **100 ou menos** para uma relação sinal/ruído óptima e para minimizar a granulação.

8. **Espaços de cor**:

- Escolha **Adobe RGB** para publicação (espaço de cor maior) ou **sRGB** para apresentação em monitores ou projectores (espaço de cor mais pequeno).

9. **Ajustes pós-captura**:

   - Defina **o brilho**, o **contraste**, **a saturação da cor** e **a nitidez** para zero para ajustes posteriores no software de edição.

10. **Equilíbrio de brancos**:

- As opções incluem:

   - **Automático**
   - **Manual**
   - **Calibração** utilizando um cartão cinzento a 18% para garantir a precisão.

11. **Formato do ficheiro**:

   - **RAW**: Qualidade máxima, profundidade de bits elevada, tamanho de ficheiro grande, requer formação para edição.
   - **TIFF**: Boa qualidade, maior tamanho de ficheiro, processamento mais rápido, ideal para arquivo e impressão.

o JPEG: Tamanho de ficheiro pequeno, processamento mais rápido, qualidade reduzida, adequado para correio eletrónico e impressão, mas não para arquivo.

12. **Filtro Moiré**:

o Defina para **Ligado** para evitar padrões axadrezados nas imagens.

A fotografia dentária extra-oral inclui retratos e fotografias de laboratório. O retrato divide-se em fotografias de rosto inteiro e dento-faciais, utilizadas na avaliação da estética, ortodontia e perfis faciais. As fotografias de laboratório documentam moldes de gesso e próteses.

Retrato em pormenor: A fotografia de retrato envolve manter uma distância apropriada, respeitando o espaço pessoal do paciente e criando uma atmosfera relaxada. A utilização de objectivas de distância focal longa ajuda o fotógrafo a captar imagens de grande plano sem invadir esse espaço.

Abordagens fotográficas:

1. **Projeção:** As emoções do fotógrafo são projectadas no objeto, frequentemente observadas em imagens pós-operatórias melhoradas com um contraste de cor adicional.

2. **Introjeção:** A personalidade natural do sujeito é captada, exigindo um ambiente familiar para revelar as suas expressões genuínas.

3. **Confluência:** Uma rara harmonia entre o fotógrafo e o objeto, criando imagens com uma ressonância emocional mais profunda.

No retrato dentário, é melhor evitar a projeção. A introjeção permite que os pacientes expressem as suas personalidades, levando a restaurações adaptadas às preferências individuais - coroas de aspeto natural para os introvertidos ou opções brilhantes e arrojadas para aqueles que desejam um sorriso marcante.

Preparativos para retratos dentários

A fotografia de retrato dentário pode utilizar a luz natural do dia, flashes montados na câmara ou flashes de estúdio, dependendo do tipo de avaliação. As fotografias sugeridas incluem vistas frontais e de perfil em repouso, sorrisos descontraídos e exagerados, que ajudam a avaliar caraterísticas como o plano incisal e a exposição gengival.

Opções de configuração:

1. **Luz natural do dia**: Económica e lisonjeira, mas requer um posicionamento cuidadoso da luz solar atrás ou ao lado do motivo para evitar sombras.

2. **Flashes de câmara bilaterais**: Prático, mas resulta em iluminação plana e sombras indesejadas, adequado apenas para imagens rápidas e básicas.

3. **Flashes de estúdio**: Ideal para resultados consistentes e de alta qualidade; requer um espaço de $4m^2$. Várias configurações criam efeitos variados:

   - **Configuração de estúdio 1**: Fundo preto com um flash e um refletor para sombras suaves.

   - **Configuração de estúdio 2**: Fundo preto com dois flashes para retratos sem sombras.

- **Configuração de estúdio 3**: Fundo colorido com dois flashes e um refletor, adicionando profundidade.
- **Configuração de estúdio 4**: Fundo preto, um flash para imagens de perfil.
- **Configuração de estúdio 5**: Fundo colorido, dois flashes para imagens de perfil e laterais.

Cada configuração permite a personalização com reflectores e modificadores de luz (soft boxes, guarda-chuvas) para ajustar o ambiente e a qualidade da iluminação.

Configurações de laboratório dentário para fotografia

A fotografia de laboratório dentário pode captar uma vasta gama de itens, desde próteses e moldes de gesso a demonstrações de técnicas. Eis uma descrição das configurações mais comuns para obter a melhor iluminação, focagem e detalhes estéticos.

Considerações básicas de configuração:

1. **Fundos**: Os fundos pretos ou coloridos criam contraste.

2. **Iluminação**: As opções incluem flashes de estúdio e flashes montados na câmara. Os flashes amovíveis e sem fios são ideais para manobrar e evitar cabos.

3. **Reflectores**: Os reflectores brancos, prateados ou dourados conferem uma iluminação dimensional.

Configurações de laboratório:

1. **Fundo preto, um flash e refletor**

   - Um flash num ângulo de 45°, refletor do lado oposto.

   - Adequado para sombras de um lado, ótimo para impressões e moldes básicos.

2. **Fundo colorido, dois flashes (em cima)**

   - Flash 1 no fundo, Flash 2 acima do elenco.

   - Excelente para fotografias detalhadas de margens, preparação de coroas e camadas de porcelana.

3. **Fundo colorido, dois flashes (por trás)**

- Flash ou luz de fibra ótica por detrás das peças cerâmicas; escuridão total ou pouca luz ambiente.
- Destaca a translucidez, os mamelons e as caraterísticas da superfície das próteses.

4. **Fundo colorido, dois flashes (frente)**

- Flash em frente ao elenco.
- Ideal para uma iluminação uniforme em moldes pormenorizados.

5. **Fundo colorido, dois flashes (lado)**

- Flash para um lado, sombras para o outro.
- Acrescenta profundidade e dimensão, realçando os contornos estruturais.

6. **Iluminação Ultra-Violeta (UV)**

- Revela a fluorescência interna, realça a porosidade, as fracturas e a opalescência na cerâmica.

Estas configurações podem ser adaptadas de forma criativa com diferentes posições de reflectores e ângulos de iluminação para obter uma série de efeitos fotográficos.

Fotografia dentária intra-oral e controlo de infecções cruzadas

A fotografia intra-oral em cirurgia dentária capta imagens detalhadas essenciais para a avaliação clínica e o planeamento do tratamento. Isto inclui vistas da arcada completa, fotografias de quadrantes, imagens ampliadas de dentes e tecidos moles e análise da cor para restaurações.

Aspectos fundamentais da fotografia intra-oral:

1. **Tipos de disparos**:
    - **Arcada completa**: Vistas frontal e oclusal.
    - **Vistas dos quadrantes**: Perspectivas oclusal, lingual/palatina e lateral.

- **Imagiologia pormenorizada**: Grandes planos da textura do esmalte, fissuras, dentina e mucosa oral.
- **Análise da cor e da translucidez**: Para restaurações artificiais e dentes naturais.

2. **Controlo de infecções cruzadas**:

- **Zona de equipamento**: Dedicar uma área à câmara e aos acessórios.
- **Capas de proteção**: Utilizar celofane descartável para as câmaras e os tripés.
- **Esterilização**: Os afastadores de bochechas devem ser esterilizados em autoclave ou a frio, de acordo com as instruções do fabricante, enquanto os espelhos intra-orais devem ser desinfectados cuidadosamente para evitar danos.
- **Artigos de utilização única**: Deitar fora os reflectores intra-orais e os cartões de pano de fundo após a utilização.

3. **Preparação e técnica**:

- **Medidas de segurança**: Os doentes usam óculos de proteção; aplicação de vaselina nos lábios para maior conforto com os afastadores de bochechas.

- **Equipamento**: Aconselha-se a utilização de tripés para obter imagens estáveis, orientação precisa e libertar as mãos do operador.

- **Posicionamento do doente**: Assegurar o alinhamento paralelo do eixo da câmara e da cabeça do doente para evitar o desalinhamento nos planos horizontal e vertical.

- **Ambiente seco**: Utilizar ejectores de saliva e rolos de algodão para manter a área seca e evitar manchas nos dentes.

4. **Delegação e normalização**:

- **Papel do médico**: Idealmente, o médico deve tirar as fotografias, uma vez que compreende os pormenores críticos a captar.

- **Formação da equipa**: Se a fotografia for delegada, assegurar que os membros da equipa recebem formação para manter a qualidade e captar pormenores clinicamente relevantes.

As necessidades fotográficas de cada doente são únicas para o seu tratamento, sublinhando o papel do médico na captação exacta de caraterísticas clínicas específicas.

1. Fotografia de arco completo

Vista frontal

1. Pedir ao paciente para morder em oclusão cêntrica.
2. Enquadrar a imagem para captar o maior número possível de dentes, idealmente até aos segundos molares, mantendo os retractores e os rolos de algodão fora da vista.
3. Foque os caninos para obter uma profundidade de campo óptima; ajuste se necessário para manter todos os dentes focados.

4. Capturar imagens em várias posições mandibulares (por exemplo, oclusão cêntrica, protrusão e excursões laterais).

Vista oclusal

1. Utilizar um espelho oclusal de tamanho adequado, posicionando-o suavemente na boca (para baixo para a arcada maxilar e para cima para a arcada mandibular).

2. Instruir o doente para respirar pelo nariz; utilizar ar quente para evitar a condensação no espelho.

3. Concentre-se na imagem dos dentes reflectida no espelho, capturando o maior número possível de dentes.

4. Para compensar a luz reduzida do espelho, aumente a intensidade da luz ou alargue a abertura para f16.

2. Vistas dos quadrantes: Oclusal, Lingual e Bucal

1. **Oclusal**: Utilizar espelhos mais estreitos e retractores unilaterais para cada quadrante. Manter o controlo da humidade utilizando ar quente nos espelhos.

2. **Lingual e Bucal**: Os espelhos estreitos também são adequados neste caso. Para imagens vestibulares, pedir ao doente que feche ligeiramente a boca para relaxar os músculos das bochechas, proporcionando espaço para o espelho.

3. **Palatal (Maxilar)**: Posicionar o doente em posição supina, com a cabeça inclinada para trás para expor os aspectos palatinos.

4. **Lingual (Mandibular)**: Controlar a humidade em torno das glândulas salivares sublinguais; evitar a pressão excessiva para prevenir o engasgamento.

3. Vistas de ampliação

1. **Focagem**: Concentrar-se nas áreas desejadas, uma vez que uma ampliação excessiva pode comprometer a qualidade da imagem.

2. **Profundidade de campo**: Tipicamente reduzida (cerca de 2 mm), tornando crucial a focagem no ponto médio.

3. **Equipamento**: Utilizar um tripé para estabilidade, enquadramento e focagem precisa. Para uma ampliação de 1:1, o aspeto distal dos incisivos centrais superiores é ideal.

4. **Recorte e ampliação**: Se for necessária uma ampliação adicional, utilize software de edição de fotografias em vez de tentar uma ampliação excessiva com acessórios da câmara.

1. Fotografia da Mucosa Oral

- **Configuração**: Semelhante à fotografia de dentes, mas é necessário um cuidado adicional se os tecidos estiverem inflamados.
- **Retractores e espelhos**: Utilizar espelhos para lesões profundas, mas evitá-los se o trismo limitar o acesso.
- **Posicionamento**: O doente pode estar sentado ou em posição supina, consoante a localização da lesão.

- **Anestesia**: Se possível, utilizar anestesia tópica ou injetável para minimizar o desconforto.

- **Composição da imagem**: Incluir tecido saudável para comparação e utilizar uma sonda periodontal para referência do tamanho da lesão.

- **Iluminação**: Aumentar a intensidade para iluminar áreas posteriores e utilizar um cartão cinzento a 18% para uma calibração de cores precisa.

2. Textura, camada de dentina e fissuras do esmalte

- **Iluminação**: A iluminação intra-oral padrão com flashes bilaterais capta a textura da superfície.

- **Reflexão especular**: Bloqueia a dentina subjacente; utilize um cartão refletor num flash para uma iluminação suave para revelar a dentina interna e as fissuras do esmalte.

- **Fontes de luz contínuas**: As luzes LED ou operatórias permitem a angulação para uma visualização precisa.

- **Foco**: Assegurar que os pormenores como as fendas são nítidos, uma vez que são essenciais para a reprodução natural da prótese.

3. Translucidez (Incisal e Interproximal)

- **Fundo e ampliação**: Colocar um cartão preto atrás dos dentes para aumentar o contraste e utilizar uma ampliação de 1:1 para captar as áreas de translucidez.
- **Ajustes de exposição**: O fundo preto pode causar sobre-exposição; reduza manualmente a exposição em ½ a 1 f-stop.
- **Iluminação**: Inclinar uma fonte de luz contínua para realçar as áreas translúcidas e os mamelões no visor.

4. Análise da sombra

- **Calibração**: Utilizar um cartão cinzento para obter precisão e garantir que os dentes estão húmidos para refletir a cor natural.
- **Configuração**: Iluminação bilateral padrão com flash; o paciente segura a guia de cores ou as pastilhas individuais junto aos dentes alvo.
- **Estágios da cor**: Fotografar a cor antes, durante e depois do tratamento (por exemplo, branqueamento), utilizando diferentes temperaturas de cor para evitar o metamerismo.

- **Tons personalizados**: Se as guias padrão não corresponderem, considere a possibilidade de criar um separador personalizado para uma correspondência de tonalidade precisa.

5. Dentes posteriores

- **Desafios**: Acesso limitado e problemas de iluminação devido à restrição da abertura da boca e da saliva.
- **Preparação**: Posicionamento em decúbito dorsal, afastadores de bochecha unilaterais, espelhos estreitos e, opcionalmente, um dique de borracha para isolar a área.
- **Iluminação**: Utilize o flash de anel para obter uma luz intensa e uniforme e exponha ligeiramente em excesso para compensar a luz perdida devido ao reflexo.

Fotografar a mucosa oral

Ao fotografar a mucosa oral e as gengivas:

- Utilizar espelhos para os recessos mais profundos, mas evitá-los em casos de trismo por razões de segurança.
- Posicionar o doente para conforto, administrando anestesia local, se necessário.
- Enquadre a imagem para incluir tanto o tecido saudável como o afetado para comparação.
- Aumente a iluminação das áreas posteriores e utilize um cartão cinzento a 18% para obter uma representação precisa das cores.

Textura, camadas de dentina e fissuras do esmalte

A captação da textura do dente, das camadas de dentina e das fissuras do esmalte é importante para a criação de próteses exactas:

- O flash bilateral é ideal para refletir a superfície do esmalte.
- Utilize um cartão refletor para revelar a dentina subjacente, silenciando a reflexão especular.

- As fontes de iluminação contínua ajudam a identificar os pormenores e o posicionamento do esmalte antes de tirar a fotografia.

Translucidez nas regiões incisal e interproximal

O mapeamento da translucidez do esmalte nestas regiões ajuda no fabrico de restaurações:

- Colocar um cartão preto atrás dos dentes para aumentar a visibilidade da translucidez.
- Ajuste manualmente a exposição da câmara, subexpondo ligeiramente se necessário.

Análise de sombras

Enquanto a correspondência exacta da tonalidade requer uma inspeção visual, a comparação relativa da tonalidade pode ser obtida através de fotografia:

- Utilize um flash bilateral e um cartão cinzento para calibração.
- Assegurar que os dentes permanecem húmidos para uma avaliação precisa da cor.

Dentes posteriores

Fotografar dentes posteriores pode ser um desafio devido ao acesso restrito:

- Utilizar flash de anel e espelhos numa posição supina do doente.
- Uma ligeira sobre-exposição pode compensar o reflexo da luz nos espelhos.

Manipulação de imagens e considerações éticas

As imagens dentárias funcionam como documentos legais, pelo que a manipulação ética é fundamental:

- As edições aceitáveis incluem ajustes de exposição, recorte e correcções de orientação.
- A manipulação excessiva, especialmente se alterar a aparência clínica, é desaconselhada.

Processamento inicial e transferência

Transfira imagens utilizando USB-2, FireWire ou sem fios, dependendo do tamanho do ficheiro e da compatibilidade da câmara.

- O Apple Mac é preferido para a gestão extensiva de imagens, enquanto os PCs com Windows são suficientes para trabalhos de menor volume.

Edições pós-processamento

- **Exposição e balanço de brancos:** Defina o equilíbrio de brancos utilizando um cartão de 18% de cinzento.
- **Orientação e recorte:** Rodar e recortar imagens para focar os detalhes essenciais e remover distracções.
- **Dimensionamento e nitidez:** Redimensione apenas o necessário para evitar a perda de detalhes e torne as imagens mais nítidas após o redimensionamento para evitar artefactos.

Na fotografia dentária, a manutenção da integridade das imagens é fundamental para apoiar as práticas éticas e a precisão clínica.

Na fotografia digital, a seleção do formato de ficheiro correto para imagens dentárias é crucial, dada a sua natureza de documentos dento-legais. A seleção adequada dos ficheiros pode preservar a integridade e a qualidade das imagens, minimizando as alterações que possam ter impacto na precisão clínica. Segue-se uma análise de alguns formatos de ficheiro fundamentais e dos seus atributos no contexto da documentação dentária:

1. Dados RAW

- **Descrição**: Captura os dados digitais não processados da câmara, mantendo toda a profundidade e detalhe da cor.
- **Prós**: Mantém a forma mais pura de dados de imagem, ideal para arquivo e pós-processamento avançado.
- **Contras**: Ficheiros de grandes dimensões; cada fabricante utiliza formatos RAW proprietários que requerem software específico para acesso.

2. TIFF (Tagged Image File Format)

- **Descrição**: Amplamente considerado como um padrão na fotografia profissional para imagens de alta qualidade e sem compressão.

- **Prós**: A compressão sem perdas (via LZW) significa que não se perde nenhum detalhe; compatível com quase todos os softwares de edição de imagem e layout.
- **Contras**: Ficheiros de grandes dimensões exigem uma capacidade de armazenamento significativa, o que pode ser dispendioso.

3. JPEG (Grupo Conjunto de Peritos em Fotografia)

- **Descrição**: Formato comum, comprimido, equilibrando a qualidade e o tamanho do ficheiro.
- **Prós**: O tamanho mais pequeno do ficheiro torna-o ideal para partilha online e anexos de correio eletrónico.
- **Contras**: A compressão com perdas degrada a qualidade a cada gravação, tornando-a inadequada para análises detalhadas ou arquivo de longo prazo.

4. PDF (Portable Document Format)

- **Descrição**: Útil para partilha eletrónica, suportando layouts com texto e imagens.

- **Prós**: Ficheiro de tamanho reduzido; ideal para anotações e comunicação com técnicos de prótese dentária.
- **Contras**: A qualidade é menos detalhada do que o TIFF; a utilização principal é a partilha e não a análise clínica.

5. PNG (Portable Network Graphics)

- **Descrição**: Desenvolvido para utilização na Web com melhor qualidade do que o antigo formato GIF.
- **Prós**: Suporta uma maior profundidade de bits (até 24 bits), mantendo a qualidade para utilização online.
- **Contras**: Principalmente para páginas Web; não é habitualmente utilizado em imagiologia dentária clínica.

6. EPS (Encapsulated PostScript)

- **Descrição**: Principalmente um formato para impressão pré-impressão que combina dados vectoriais e de píxeis.

- **Prós**: Ideal para ficheiros mistos de texto e imagem em materiais impressos, como brochuras ou artigos de papelaria.
- **Contras**: O formato do ficheiro destina-se principalmente à publicação, menos às necessidades de diagnóstico ou de arquivo.

Principais conclusões:

- **O TIFF** e o **RAW** são geralmente recomendados para o armazenamento de imagens dentárias devido à sua elevada qualidade e compressão sem perdas.
- **O JPEG** e **o PDF** podem ser utilizados para partilha ou documentação, mas não devem ser utilizados para arquivar imagens clínicas originais.
- Garantir a qualidade da imagem na fase de captura reduz a necessidade de manipulações que degradam a qualidade.

O armazenamento e a transferência de imagens dentárias requerem protocolos rigorosos para garantir a segurança dos dados, o arquivo adequado e a facilidade de acesso para referência clínica. Eis um guia sobre as práticas recomendadas para gerir e transferir estes ficheiros sensíveis:

Protocolos de armazenamento

1. **Organizar por doente**: Comece com uma pasta dedicada com o nome do doente.

2. **Categorizar por fase ou objetivo**: Crie subpastas dentro da pasta do doente, tais como "Estado pré-operatório", "Lesões orais", "Preparação dos dentes" e "Temporização", para acompanhar o contexto da imagem.

3. **Utilize uma nomenclatura de ficheiro única**: Dê um nome único a cada ficheiro com detalhes como a data, o tipo de visualização (facial, dento-facial, oclusal) e descritores adicionais se a imagem tiver sido submetida a processamento (por exemplo, correção de exposição).

4. **Incluir detalhes RGB**: Especificar se cada ficheiro está no RGB original ou se foi processado antes de ser arquivado.

A utilização de software de gestão de dados de imagem pode tornar estas tarefas mais eficientes, simplificando a organização e a recuperação.

Opções de armazenamento

Dada a natureza de alta resolução das imagens dentárias, é essencial uma grande capacidade de armazenamento. As opções incluem:

- **Armazenamento fixo**: Discos rígidos primários em computadores seguros ou servidores dedicados.
- **Armazenamento portátil**: As opções de cópia de segurança incluem CDs, DVDs, unidades flash e cartões de memória, que devem ser armazenados de forma segura em vários locais e verificados periodicamente quanto à integridade dos dados.

Protocolos de transferência

Antes de transferir um ficheiro de imagem, identifique a sua utilização prevista, uma vez que esta afecta o formato do ficheiro e o método de transferência:

- **Utilização para diagnóstico e arquivo**: Armazene em formatos não processados, como RAW ou TIFF, para obter fidelidade total.
- **Comunicação ou partilha clínica**: Converter para JPEG ou PDF para uma partilha eficiente por correio eletrónico ou no software de gestão

clínica, tendo em conta que estes formatos podem ter alguma degradação da qualidade.

Para cada transferência, garantir métodos de encriptação seguros se forem partilhadas eletronicamente, especialmente se as imagens forem partilhadas fora da clínica ou instituição para proteger a confidencialidade do paciente.

Impressão de imagens dentárias: Uma visão geral abrangente

Na era digital, a impressão continua a ser um método relevante para visualizar e partilhar imagens dentárias. Embora seja possível a visualização instantânea em ecrãs, as imagens impressas oferecem uma opção tangível que é frequentemente preferida para várias aplicações, incluindo documentação, educação de pacientes e comunicação profissional. Segue-se uma análise dos métodos de impressão disponíveis e das suas respectivas vantagens e desvantagens.

1. Processamento químico

- **Processo**: Envolve a exposição de papel sensível à luz ou a lasers para criar uma impressão, seguida de uma série de tratamentos químicos para revelar a imagem.
- **Qualidade**: Produz impressões com uma resolução de 300 a 400 dpi.
- **Rapidez**: As lojas omnipresentes de minilaboratórios fotográficos podem entregar impressões em menos de uma hora.
- **Vantagens**: Económica para impressões de qualidade; método bem estabelecido.

- **Desvantagens**: Risco de desperdício se as imagens não forem pré-selecionadas num computador antes da impressão.

2. Impressão a laser

- **Processo**: Utiliza um laser para criar uma carga eletrostática num tambor, que atrai o toner e o transfere para o papel, seguido de calor e pressão para aderir o toner.
- **Qualidade**: Varia consoante o equipamento, mas geralmente é inferior para impressões fotográficas.
- **Vantagens**: Rápida, o que a torna adequada para documentos e comunicações clínicas.
- **Desvantagens**: Limitado ao papel normal; não é ideal para aplicações fotográficas devido ao calor e à pressão.

3. Impressão a jato de tinta

- **Processo**: Utiliza cartuchos para pulverizar pequenas gotas de tinta no papel. Os modelos mais recentes permitem a impressão direta a partir de cartões de memória e ligações sem fios.

- **Qualidade**: Excelente, frequentemente superior a 4.800 × 1.200 dpi, com uma vasta seleção de papéis fotográficos disponíveis (tela, mate, brilhante, etc.).
- **Vantagens**: Versátil e com capacidade de impressão de alta qualidade; ideal para cirurgias dentárias para comunicação rápida e materiais de educação dos pacientes.
- **Desvantagens**: O custo dos tinteiros e do papel pode anular as poupanças na impressora; o reabastecimento dos tinteiros pode danificar as impressões e as impressoras devido a fugas ou à qualidade inferior da tinta.

4. Impressão por sublimação térmica e transferência térmica

- **Processo**: Utiliza o calor para transferir corantes de uma banda doadora para um papel especial de receção, selando a impressão em alguns casos.
- **Qualidade**: Aceitável a 300 dpi.
- **Vantagens**: Compacto e portátil; pode ser ligado diretamente a câmaras digitais para impressões instantâneas.

- **Desvantagens**: Flexibilidade limitada com os tipos de papel em comparação com a impressão a jato de tinta.

Resumo das considerações

- **Utilização prevista**: Determinar se as imagens se destinam a documentação profissional, educação de doentes ou marketing.
- **Qualidade de impressão**: Selecionar métodos de impressão com base na resolução e qualidade das imagens pretendidas.
- **Gestão de custos**: Considere os custos a longo prazo dos consumíveis versus o preço de compra inicial do equipamento de impressão.
- **Versatilidade**: Para diversas necessidades de impressão, as impressoras de jato de tinta podem oferecer o melhor equilíbrio entre qualidade e flexibilidade.

Cada método de impressão tem atributos únicos que satisfazem as diferentes necessidades dos consultórios dentários, assegurando que as imagens de alta qualidade podem ser utilizadas eficazmente nos cuidados aos pacientes e na comunicação profissional.

Impressão

Visão geral

- **Impressão digital vs. tradicional**:
    - A fotografia digital permite uma visualização instantânea, mas as imagens impressas continuam a ser essenciais para os eventos (por exemplo, casamentos, aniversários).
    - Os vários métodos de impressão de fotografias incluem o processamento químico, o laser, o jato de tinta e a sublimação térmica.

Métodos de impressão

1. **Processamento químico**
    - Envolve corantes sensíveis à luz sobre papel.
    - O processo inclui a exposição do papel e a utilização de produtos químicos para revelar a imagem.

- Comum em laboratórios fotográficos, produzindo impressões a 300-400 dpi.
- Para minimizar o desperdício, recomenda-se a verificação das imagens num computador antes da impressão.

2. **Impressão a laser**

- Utiliza um laser para criar cargas electrostáticas num tambor que atrai o toner.
- Produz impressões rapidamente, mas está limitado ao papel normal.
- Mais adequado para documentos do que para fotografias devido à impossibilidade de utilizar papéis com textura.

3. **Impressão a jato de tinta**

- Utiliza cartuchos que pulverizam gotículas de tinta no papel.
- Suporta uma variedade de suportes (fotográficos, têxteis) e produz imagens de alta resolução (até 4.800 × 1.200 dpi).

- Comum em casas e estúdios, com uma vasta gama de tipos de papel disponíveis.

4. **Sublimação térmica e impressão por transferência**

   - Utiliza o calor para transferir corantes de uma banda dadora para um papel especial de receção.

   - Compacta e portátil, adequada para impressões instantâneas diretamente das câmaras.

Publicações

Visão geral

- A edição eletrónica interna é suficiente para pequenas tarefas, mas os grandes volumes requerem serviços de impressão profissionais.

- Principais processos de impressão: relevo, talhe-doce, litografia offset e serigrafia.

Etapas do processo de impressão

1. **Separação de cores**:

   - Converta RGB para CMYK para uma reprodução de cores precisa em materiais impressos.
   - Implica uma potencial perda de vibração da cor.

2. **Processos de impressão**:

   - **Impressão em relevo**: A tinta é aplicada a áreas elevadas em madeira, metal ou plástico.
   - **Impressão em talhe-doce (gravura)**: A tinta é depositada a partir de áreas rebaixadas.
   - **Litografia de offset**: O método mais comum envolve a transferência de tinta das chapas para o papel através de uma manta de borracha.
   - **Serigrafia**: Método criativo que utiliza malhas para deixar passar a tinta em áreas específicas.

3. **Conceber uma brochura prática**:

- Pode ser feito internamente ou por um serviço de design gráfico que utilize software de apresentação com modelos.
- Depois de desenhar, guarde num formato adequado (como PDF) para imprimir.

4. **Prova digital**:

- Encomendar uma prova é vital para rever a disposição, o texto e a exatidão das cores.
- Podem ser efectuadas alterações com base no feedback antes da impressão final.

Apresentações

Importância

- Eficaz para educar os doentes e o pessoal, bem como para promover os serviços.

- Software como o Microsoft PowerPoint e o Apple Keynote são escolhas populares para criar apresentações.

Criar apresentações

- **Seleção de modelos**: Os modelos predefinidos simplificam o processo.
- **Apresentação**: O texto e as imagens são organizados em marcadores de posição para uma apresentação visualmente agradável.
- **Conteúdo**: Apresentar tratamentos clínicos, evitando animações excessivas que possam desviar a atenção da mensagem.

Dicas para apresentações eficazes

- Utilize animações com moderação para manter o foco no conteúdo.
- Invista tempo a dominar as funcionalidades do software para obter gráficos e apresentações de alta qualidade.

REFERÊNCIAS

1. Pinho J. Fotografia digital na prática dentária. Wiley-Blackwell; 2018.

2. Bali RK, Bali D. Fotografia Dentária Clínica: A Guide for the Practitioner. Springer;

2017.

3. Laverty DP. Essenciais da fotografia dentária. Wiley-Blackwell; 2016.

4. Van Gool AV. Fotografia dentária: Técnicas e Dicas. Quintessence Publishing;

2008.

5. Dunlop J. Mastering Dental Photography: A Step-by-Step Guide. CRC Press; 2015.

6. Ahmad I. Fotografia dentária digital. Parte 1: Uma visão geral. Br Dent J.

2009;206(7):403-7.

7. Ahmad I. Fotografia dentária digital. Parte 2: Objectivos e utilizações. Br Dent J.

2009;206(9):459-64.

8. Watanabe H, Kurogi T. Avanços na fotografia dentária: Integração com

CAD/CAM e fluxos de trabalho digitais. J Esthet Restor Dent. 2020;32(3):350-62.

9. McLaren EA, Schoenbaum TR. A fotografia digital melhora a medicina dentária estética.

Compend Contin Educ Dent. 2011;32(2):46-9.

10. Jhamb A, Sidhu SS. Fotografia dentária: Uma ferramenta essencial na medicina dentária moderna. J

Clin Dent Res. 2021;13(2):128-35.

11. Academia Americana de Odontologia Cosmética. Fotografia em Medicina Dentária: Clínica

Normas e Técnicas. Madison, WI: AACD; 2019.

12. Associação Dentária Britânica. Fotografia dentária digital: Best Practices (Melhores práticas). Londres: BDA;

2021.

13. Dentária Fotografia Escola [Internet]. Disponível de:

www.dentalphotographyschool.in.

14. Guia Prático da ADA. Fotografia Digital em Medicina Dentária: Instruções passo-a-passo

[Internet]. Disponível em: www.ada.org.

15. Canon Medical. Definições óptimas da câmara para fotografia dentária [Internet]. Disponível

de: www.canonmedical.com.

16. Nikon Imaging. Truques e dicas de fotografia dentária [Internet]. Disponível em:

www.nikon.com.

17. Série Digital Canon EOS. Manual do utilizador da EOS 90D: Aplicações em medicina dentária

Fotografia. Tóquio: Canon Inc.; 2022.

18. Nikon. Câmaras DSLR na medicina dentária clínica: Guia de definições. Tóquio: Nikon

Corporação; 2023.

19. Sony Alpha. Guia de instruções: Imagiologia dentária com câmaras Sony. Tóquio: Sony

Eletrónica; 2023.

20. Carl Zeiss. Lentes para fotografia dentária: Um Guia Técnico. Jena: Carl Zeiss AG; 2022.

21. Sclar AG. Narrativa visual em medicina dentária: Melhorar a comunicação com o paciente. J Oral

Implantol. 2017;43(1):89-92.

22. Raghavendra S, Patel R. Fotografia digital e desenho de sorrisos: Uma abordagem sinérgica.

J Esthet Restor Dent. 2019;31(4):276-83.

23. Dawson PE. Fotografia e Documentação de Casos em Dentisteria Protética Avançada.

Dental CE Publications; 2021.

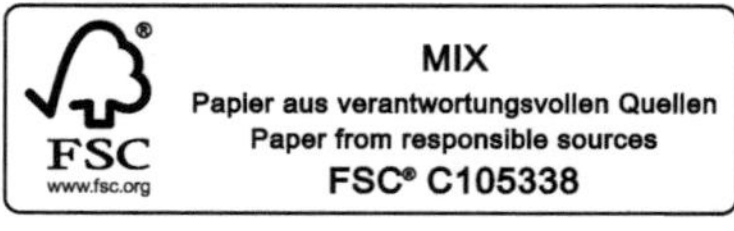

Printed by Books on Demand GmbH, Norderstedt / Germany